ÉTUDE

D'UN

CAS D'HERMAPHRODISME BISEXUEL

IMPARFAIT

CHEZ L'HOMME

PAR

LE DOCTEUR E. GOUJON

Lauréat de la Faculté de Paris, etc.

Avec 2 planches.

PARIS

GERMER BAILLIÈRE, LIBRAIRE-ÉDITEUR

RUE DE L'ÉCOLE-DE-MÉDECINE, 17

1870

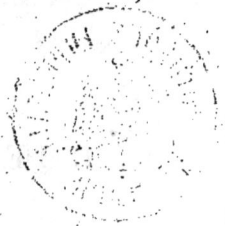

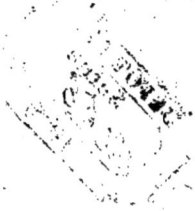

ÉTUDE

D'UN

CAS D'HERMAPHRODISME BISEXUEL

IMPARFAIT

CHEZ L'HOMME

PAR

LE DOCTEUR E. GOUJON

Lauréat de la Faculté de Paris, etc.

Avec 2 planches.

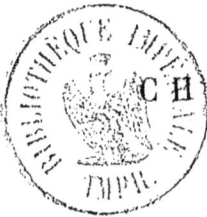

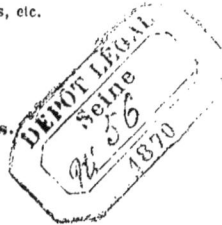

PARIS

IMPRIMERIE DE E. MARTINET

RUE MIGNON, 2

1869

ÉTUDE

D'UN

CAS D'HERMAPHRODISME BISEXUEL IMPARFAIT

CHEZ L'HOMME

INDICATIONS PRÉLIMINAIRES.

Dans le courant du mois de février 1868, un jeune homme, employé dans une administration de chemin de fer, se donnait volontairement la mort par asphyxie carbonique dans une chambre plus que modeste, située au cinquième étage d'une maison de la rue de l'École-de-Médecine. M. Régnier, médecin de l'état civil, et le commissaire de police du quartier, prévenus de ce fait, se rendirent au domicile de ce malheureux, et trouvèrent sur une table une lettre laissée par lui, dans laquelle il disait s'être donné la mort pour échapper à des souffrance qui l'obsédaient constamment. Ces messieurs, d'après l'aspect extérieur du cadavre et les renseignements qu'ils recueillirent de la concierge de la maison qui voyait tous les jours ce jeune homme, ne soupçonnant rien qui pût expliquer les souffrances auxquelles il faisait allusion, eurent l'idée d'examiner les organes génitaux, supposant qu'il pouvait être atteint d'une affection syphilitique, qui, comme on le sait, plonge souvent les individus qui en sont atteints dans un profond marasme et un grand abattement moral qui, très-souvent, pousse au suicide certains sujets déjà naturellement mélancoliques.

M. Régnier, à cet examen, vit de suite une anomalie très-grande des organes génitaux externes et reconnut un cas d'hermaphrodisme masculin des mieux caractérisés. En effet, il est difficile, comme on le verra par la suite, de rencontrer un mélange des deux sexes porté plus loin, pour tout ce qui a trait aux organes génitaux externes. Je fus prévenu de ce fait par le docteur Duplomb, qui, aussi bien que moi, regrettait que cette observation fût perdue pour la science, et nous priâmes ensemble M. Régnier d'user de toute son influence auprès du commissaire de police pour qu'on me permît de faire l'autopsie et d'enlever les diffé-rentes parties sur lesquelles portait l'anomalie. Cette autorisation me fut accordée à condition qu'il me serait adjoint un médecin ayant une position officielle ; on prévint alors M. Houel, agrégé de la Faculté, que je dois remercier ainsi que le docteur Régnier, du désintéressement avec lequel ils m'abandonnèrent complète-ment l'étude de ce cas remarquable.

L'observation que je rapporte est assurément une des plus complètes que la science possède dans ce genre, puisque l'individu qui en est l'objet a pu être suivi pour ainsi dire de sa naissance jusqu'à sa mort, et que l'examen de son cadavre aussi bien que l'autopsie ont pu être faits avec tout le soin désirable. Cette observation est surtout complète par ce fait exceptionnel, que le sujet qui est en cause a pris soin de nous laisser de longs mé-moires, par lesquels il nous initie à tous les détails de sa vie et à toutes les impressions qui se sont produites chez lui aux différentes périodes de son développement physique et intel-lectuel. Ces mémoires ont (1) d'autant plus de valeur qu'ils émanent d'un individu doué d'une certaine instruction (il avait un brevet d'institutrice et avait été reçu le premier au concours de l'École normale pour l'obtention de ce diplôme), et faisant des efforts pour se rendre compte des différentes impressions qu'il éprouve.

La situation de cet individu n'est pas sans exemple. On trouve en effet, dans Geoffroy Saint-Hilaire, des observations qui ont une grande analogie avec celle que je rapporte (2). L'hermaphrodite

---

(1) M. le professeur Tardieu étant devenu possesseur de ces mémoires, avec son obligeance habituelle, a bien voulu me les communiquer.

(2) Voyez I. Geoffroy Saint-Hilaire, *Histoire des anomalies de l'organisation*. Paris, 1836, in-8, t. II, p. 30 et suivantes, et atlas, pl. IV.

qui nous occupe fut inscrit sur les registres de l'état civil comme appartenant au sexe féminin ; il fut élevé avec des jeunes filles, au milieu desquelles il passa son enfance et son adolescence. Des modifications physiques qui se produisirent plus tard le forcèrent à demander une rectification de l'état civil, qui, définitivement, le rendit à son sexe, qui était masculin, bien que par un examen superficiel des organes génitaux externes on fût plus disposé à le ranger parmi les femmes : voici du reste un passage de ses mémoires où il énumère rapidement ses différentes positions : « De mon arrivée à Paris date une nouvelle phase de ma double et bizarre existence.

» Élevé pendant vingt ans au milieu de jeunes filles, je fus d'abord et pendant deux années au plus femme de chambre; à seize ans et demi j'entrai en qualité d'élève maîtresse à l'École normale de....; à dix-neuf ans j'obtins mon brevet d'institutrice ; quelques mois après je dirigeais un pensionnat assez renommé dans l'arrondissement de.....; j'en sortais à vingt et un ans, c'était au mois d'avril ; à la fin de la même année, j'étais à Paris au chemin de fer de..... »

L'autopsie qu'on a pu faire a permis de rectifier le premier jugement qui avait été porté sur son sexe pendant la plus grande partie de sa vie, et de confirmer l'exactitude du diagnostic qui l'avait en dernier lieu remis à sa véritable place dans la société.

D'après l'énoncé qui précède, on voit que le cas présent soulève plusieurs questions physiologiques et médico-légales. La conformation des organes génitaux externes de cet individu lui permettait, bien qu'il fût manifestement un homme, de jouer dans le coït indistinctement le rôle de l'homme ou de la femme ; mais il était stérile dans l'un et l'autre cas. Il pouvait jouer le rôle de l'homme dans cet acte, à la faveur d'un pénis imperforé susceptible d'érection, et atteignant alors le volume de la verge de certains individus régulièrement conformés.

Comme on le verra plus loin par sa description, cet organe était plutôt un clitoris volumineux qu'un pénis ; on voit en effet quelquefois, chez la femme, le clitoris atteindre le volume du doigt indicateur. L'érection pouvait être accompagnée d'éjaculation et de sensations voluptueuses, comme il nous l'apprend dans ses mémoires. Cette éjaculation ne se faisait point par le pénis, qui était imperforé comme je l'ai dit plus haut. Un vagin finissant en cul-de-sac et dans lequel on pouvait entrer sans résistance le doigt indicateur, lui permettait de jouer également le rôle de la femme dans l'acte du coït. A ce vagin, situé comme il l'est ordinairement chez la femme, étaient annexées des glandes vulvovaginales s'ouvrant de chaque côté de la vulve et à côté de l'ouverture de deux autres petits conduits servant à l'émission ou éjaculation du sperme.

J'avais fait la description anatomique du sujet qui nous occupe, lorsque j'appris de M. le professeur Tardieu que ce malheureux avait été l'objet d'un rapport médico-légal d'un médecin distingué de la Rochelle, au moment où le tribunal avait eu à prononcer le jugement qui devait modifier son état civil et le rendre à son véritable sexe. Ce rapport étant très-exact et très-bien fait, je le rapporte en entier, et j'aurai peu de choses à y ajouter pour tout ce qui a trait aux organes génitaux externes, si ce n'est pourtant quelques modifications survenues pendant le temps qui a séparé les deux examens. Voici ce rapport tel qu'il se trouve dans les *Annales de médecine légale* (1) :

« Je soussigné, docteur en médecine, demeurant à la Rochelle, » département de la Charente-Inférieure, expose à qui de droit ce » qui suit :

» Un enfant, né des époux B...., à Saint-Jean-d'Angely, le » 8 novembre 1838, fut déclaré à l'état civil comme une fille, et » quoique inscrite sous les noms d'Adélaïde-Herculine, ses parents » prirent l'habitude de l'appeler Alexina, nom qu'elle a continué » à porter jusqu'à ce moment. Placée dans les écoles de jeunes » filles, et plus tard à l'École normale du département de la Cha- » rente-Inférieure, Alexina a obtenu il y a deux ans un brevet » d'institutrice, et en exerce les fonctions dans un pensionnat.

(1) *Annales d'hygiène et de médecine légale.* 1860, 2e série, t. XIV, p. 206. — Question d'identité ; — vice de conformation des organes génitaux externes ; — hypospadias ; — erreur sur le sexe, par le docteur Chesnet (de la Rrochelle).

» S'étant plainte de douleurs qu'elle éprouvait dans l'aine
» gauche, on se décida à la soumettre à la visite d'un médecin,
» qui ne put retenir à la vue des organes génitaux l'expression
» de la surprise. Il fit part de ses observations à la maîtresse du
» pensionnat, qui chercha à tranquilliser Alexina, en lui disant
» que ce qu'elle éprouvait tenait à son organisation et qu'il n'y
» avait point à s'en inquiéter. Alexina, préoccupée toutefois d'une
» sorte de mystère dont elle entrevoyait qu'elle était l'objet, et
» quelques paroles échappées au médecin pendant sa visite, com-
» mença à porter sur elle-même plus d'attention qu'elle ne l'avait
» encore fait. En rapport tous les jours avec des jeunes filles de
» quinze à seize ans, elle éprouvait des émotions dont elle avait
» peine à se défendre. Plus d'une fois, la nuit, ses rêves étaient
» accompagnés de sensations indéfinissables, elle se sentait
» mouillée, et trouvait le matin, sur son linge, des taches gri-
» sâtres et comme empesées.

» Surprise autant qu'alarmée, Alexina confia l'état si nouveau
» de son âme à un ecclésiastique qui, non moins étonné sans
» doute, l'engagea à profiter d'un voyage qu'elle devait faire à
» la Rochelle, où demeure sa mère, pour consulter monseigneur.
» Elle se présenta en effet à l'évêché, et à la suite de cette visite,
» je fus chargé d'examiner avec soin Alexina, et de donner mon
» avis sur son véritable sexe. De cet examen résultent les faits
» suivants :

» Alexina, qui est dans sa vingt-deuxième année, est brune,
» sa taille est de 1^{m},59. Les traits du visage n'ont rien de bien
» caractérisés et restent indécis entre ceux de l'homme et ceux de
» la femme. La voix est habituellement celle d'une femme ; mais
» parfois, dans la conversation ou dans la toux, il s'y mêle des
» tons graves et masculins. Un léger duvet recouvre la lèvre supé-
» rieure ; quelques poils de barbe se remarquent sur les joues,
» surtout à gauche. La poitrine est celle d'un homme ; elle est
» plate et sans apparence de mamelles. Les règles n'ont jamais
» paru, au grand désespoir de sa mère et d'un médecin qu'elle a
» consulté, et qui a vu toute son habileté rester impuissante
» faire apparaître cet écoulement périodique. Les membres supé-

» rieurs n'ont rien des formes arrondies qui caractérisent ceux
» des femmes bien faites; ils sont très-bruns et légèrement velus.
» Le bassin, les hanches sont ceux d'un homme.

» La région sus-pubienne est garnie d'un poil noir des plus
» abondants. Si l'on écarte les cuisses, on aperçoit une fente lon-
» gitudinale, s'étendant de l'éminence sus-pubienne aux environs
» de l'anus. A la partie supérieure, se trouve un corps péniforme,
» long de 4 à 5 centimètres de son point d'insertion à son extré-
» mité libre, laquelle a la forme d'un gland recouvert d'un pré-
» puce légèrement aplati en dessous et imperforé. Ce petit membre,
» aussi éloigné par ses dimensions du clitoris que de la verge
» dans l'état normal, peut, au dire d'Alexina, se gonfler, se dur-
» cir et s'allonger. Toutefois, l'érection proprement dite doit être
» fort limitée, cette verge imparfaite se trouvant retenue infé-
» rieurement par une sorte de bride qui ne laisse libre que le
» gland.

» Les grandes lèvres apparentes que l'on remarque de chaque
» côté de la fente sont très-saillantes, surtout à droite, et recou-
» vertes de poils ; elles ne sont en réalité que les deux moitiés
» d'un scrotum resté divisé. On y sent manifestement en effet, en
» les palpant, un corps ovoïde suspendu au cordon des vaisseaux
» spermatiques; le corps, un peu moins développé que chez
» l'homme adulte, ne nous paraît pas pouvoir être autre chose
» que le testicule. A droite, il est tout à fait descendu; à gauche,
» il est resté plus haut; mais il est mobile et descend plus ou
» moins quand on le presse. Ces deux corps globuleux sont très-
» sensibles à la pression quand elle est un peu forte. C'est selon
» toute apparence le passage tardif du testicule à travers l'anneau
» inguinal qui a causé les vives douleurs dont se plaignait Alexina,
» et rendu nécessaire la visite d'un médecin, qui, apprenant
» qu'Alexina n'avait jamais eu ses règles, s'écria : « Je le crois
» bien, elle ne les aura jamais. »

» A un centimètre au-dessous de la verge se trouve l'ouverture
» d'un urèthre tout féminin. J'y ai introduit une sonde et laissé
» couler une petite quantité d'urine. La sonde retirée, j'ai engagé
» Alexina à uriner en ma présence, ce qu'elle a fait d'un jet

» vigoureux, dirigé horizontalement à la sortie du canal. Il
» est bien probable que le sperme doit également être lancé à
» distance.

» Plus bas que l'urèthre et à 2 centimètres environ plus
» bas que l'anus, se trouve l'orifice d'un canal très-étroit, où
» j'aurais pu peut-être faire pénétrer l'extrémité de mon petit
» doigt, si Alexina ne se fût retirée, et n'eût paru en éprouver de la
» douleur. J'y introduisis ma sonde de femme, et reconnus que ce
» canal avait à peu près 5 centimètres de long et se terminait
» en cul-de-sac. Mon doigt indicateur introduit dans l'anus a senti
» le bec de la sonde à travers les parois qu'on peut appeler recto-
» vaginales.

» Ce canal est donc une sorte d'ébauche du vagin, au fond
» duquel on ne trouve aucun vestige de col utérin. Mon doigt,
» porté très-haut dans le rectum, n'a pu, à travers les parois de
» l'intestin, rencontrer la matrice. Les fesses et les cuisses, à
» leur partie postérieure, sont couvertes d'une abondance de poils
» noirs, comme chez l'homme le plus velu. Des faits ci-dessus que
» conclurons-nous? Alexina est-elle une femme? Elle a une vulve,
» des grandes lèvres, un urèthre féminin, indépendant d'une sorte
» de pénis imperforé, ne serait-ce pas un clitoris monstrueuse-
» ment développé? Il existe un vagin, bien court à la vérité, bien
» étroit, mais enfin qu'est-ce si ce n'est un vagin? Ce sont là des
» attributs tout féminins : oui, mais Alexina n'a jamais été réglée;
» tout l'extérieur du corps est celui d'un homme, mes explora-
» tions n'ont pu me faire trouver la matrice. Ses goûts, ses pen-
» chants, l'attirent vers les femmes. La nuit, des sensations
» voluptueuses sont suivies d'un écoulement spermatique, son
» linge en est taché et empesé. Pour tout dire enfin, des corps
» ovoïdes, un cordon des vaisseaux spermatiques se trouve au
» toucher dans un scrotum divisé. Voilà les vrais témoins du sexe;
» nous pouvons à présent conclure et dire : Alexina est un homme,
» hermaphrodite sans doute, mais avec prédominance évidente
» du sexe masculin. Son histoire est pour les parties essentielles
» la reproduction presque complète d'un fait raconté par M. Marc
» dans le *Dictionnaire des sciences médicales*, à l'article HER-

» MAPHRODITE, et cité également par Orfila, dans le premier volume
» de sa médecine légale. Marie-Marguerite, dont parle ces auteurs,
» a sollicité et obtenu du tribunal de Dreux la rectification de son
» sexe sur les registres de l'état civil. »

Au moment où je procède à l'examen du cadavre, le rapport
qu'on vient de lire a été fait depuis huit ans, et l'individu qui en
est l'objet est dans sa trentième année. Voici l'état que présente
alors ce malheureux, qui se trouve dans un misérable réduit,
comme il en existe encore malheureusement beaucoup à Paris, et
que les progrès incessants de l'hygiène feront peut-être disparaître.
Un mauvais grabat, une petite table et une chaise forment tout
l'ameublement de ce lieu, où quatre personnes peuvent tenir à
peine. Un petit fourneau de terre, dans lequel il ne reste que de
la cendre, se trouve dans un coin à côté d'un chiffon qui contient
du charbon de bois. Sur le lit, le cadavre est placé sur le dos, en
partie habillé; sa face est cyanosée, et un écoulement de sang
noir et spumeux se fait par la bouche. La taille est la même que
celle notée dans le rapport de M. Chesnet; les cheveux sont noirs,
assez abondants et fins; la barbe est également noire, mais n'est
pas très-abondante sur les parties latérales de la face; elle est
bien plus épaisse au menton et à la lèvre supérieure. Le col est
grêle et assez long, et le larynx fait peu saillie en avant. La voix,
d'après les renseignements recueillis auprès des personnes qui le
voyaient, n'était pas fortement timbrée. La poitrine a les dimensions ordinaires et la conformation de celle d'un homme de cette
taille, et l'on n'y rencontre pas de poils, si ce n'est au pourtour
des mamelons qui sont noirs et peu saillants; quant aux mamelles,
il n'en existe pas plus que chez un homme de cet embonpoint.

Les membres inférieurs et supérieurs sont recouverts de poils
noirs très-fins et les saillies musculaires sont plus accusées qu'elles
ne le sont chez la femme. Les genoux ne sont point inclinés l'un
vers l'autre; le pied et la main sont petits; le bassin n'est pas
plus développé qu'il ne doit l'être chez un homme.

ÉTAT DES ORGANES GÉNITAUX EXTERNES.

Sur le pénil, qui est proéminent, sont répandus abondamment des poils noirs, longs et frisés, qui couvrent également le périnée et les parties qui simulent les grandes lèvre set bordent complétement l'anus ; disposition qui manque généralement chez la femme. A la place qu'il occupe normalement, se voit un pénis régulièrement inséré, long de 5 centimètres, et de 2 centimètres 1/2 de diamètre à l'état de flaccidité. Cet organe se termine par un gland imperforé, aplati latéralement et complétement découvert du prépuce qui forme une couronne à sa racine. Ce pénis, qui ne dépasse pas en volume le clitoris de certaines femmes, est légèrement recourbé en bas, retenu qu'il est dans cette position par la partie inférieure du prépuce qui va se confondre et se perdre dans les replis de la peau qui forment les grandes et les petites lèvres.

Un peu au-dessous du pénis et dans la situation qu'il a chez la femme, se trouve un urèthre analogue à celui de cette dernière, comme le montre la figure 1, pl. XVI et XVII. Il est facile d'y introduire une sonde et d'arriver dans la vessie que nous avons vidée de la sorte. Plus bas que l'urèthre, se voit l'orifice du vagin, et au moment où nous faisons cet examen, il se fait un léger écoulement de sang par la vulve ; M. le docteur Régnier, qui le constate également, croit qu'il est occasionné par l'introduction du doigt plusieurs fois répétée à ce moment.

C'est en effet la seule explication qui convienne à ce phénomène ; le sujet dont il est question, comme on l'a vu plus haut, n'a jamais eu d'écoulements de sang périodiques par la vulve, et l'examen des organes internes en donne très-bien l'explication. On introduit facilement le doigt indicateur dans toute la longueur du vagin ; mais on ne sent rien au bout du doigt, qui rappelle la conformation d'un col utérin ; on a au contraire la sensation d'un cul-de-sac. (Voyez l'explication de la figure 1 des planches XVI et XVII.)

La longueur de ce vagin est de 6 centimètres et demi ; sur ses parties latérales, et dans toute sa longueur, on sent au toucher deux petits cordons durs, placés au-dessous de la muqueuse, et qui sont, comme nous le verrons plus loin, les conduits éjaculateurs qui viennent s'ouvrir à l'orifice vulvaire et chacun d'un côté. La muqueuse vaginale est lisse et très-injectée, et se trouve recouverte dans toute son étendue d'un épithélium pavimenteux, qui est celui qui tapisse le vagin de la femme. On constate l'existence de petits follicules dans l'épaisseur de cette muqueuse. Près de l'orifice vulvaire se trouvent quelques replis circulaires de la muqueuse, mais ils ne rappellent pas par leur disposition l'existence de l'hymen. Dans l'espace compris entre les replis du prépuce qui retiennent le gland dirigé en bas, et l'orifice vulvaire, on trouve un assez grand nombre de petits orifices, de canaux excréteurs de glandes situées au-dessous, et en comprimant légèrement la peau de cette région, on fait sortir par ces petits trous une matière gélatineuse, incolore, et qui n'est autre que du mucus concret.

L'anus est situé à **3** centimètres et demi de la vulve et ne présente rien d'anormal. De chaque côté de l'organe érectile (pénis ou clitoris), et formant une véritable gouttière dans laquelle se trouve ce dernier, il existe deux replis volumineux de la peau qui sont les deux lobes d'un scrotum resté divisé. Le lobe droit, beaucoup plus volumineux que le gauche, contient manifestement un testicule d'un volume normal, et dont il est facile de percevoir au travers de la peau le cordon jusqu'à l'anneau. Le testicule gauche n'était pas complétement descendu, une grande partie était encore engagée dans l'anneau.

EXAMEN DES ORGANES INTERNES.

A l'ouverture du cadavre, on voit que l'épididyme seulement du testicule gauche avait franchi l'anneau ; il est plus petit que le droit ; les canaux déférents se rapprochent en arrière et en bas de la vessie. Ils ont des rapports normaux avec les vésicules séminales, d'où partent les deux canaux éjaculateurs qui font saillie et rampent sous la muqueuse vaginale de chaque côté jusqu'à l'orifice vulvaire. Les vésicules séminales, dont la droite est un peu plus volumineuse que la gauche, sont distendues par du sperme qui a la consistance et la couleur normale. L'examen microscopique de ce liquide n'y montre pas de spermatozoïdes, qu'il soit pris dans les vésicules ou dans les testicules. On voit pourtant dans le testicule qui avait franchi l'anneau et la vésicule correspondante, des corps arrondis volumineux, qui rappellent les cellules mères des spermatozoïdes ou ovules mâles de M. Robin. Il est facile de dérouler les tubes testiculaires pour l'un et l'autre testicule, et le microscope ne montre rien d'anormal pour celui du côté droit ; mais pour celui de gauche, qui était en partie dans l'abdomen, les tubes sont graisseux et le parenchyme du testicule a une teinte jaunâtre que n'a pas l'autre.

Une petite canule étant placée dans chacune des vésicules séminales, je pousse une injection de lait pour m'assurer de la direction des conduits éjaculateurs ; ce lait vient sortir par jets à l'orifice de la vulve et de chaque côté comme je l'ai dit plus haut. La vessie, régulièrement située, est volumineuse ; distendue par une injection d'eau, elle remonte au-dessus du pubis. Rien ne rappelle par la forme la présence d'un utérus et des ovaires. On trouve seulement, bien au-dessus du cul-de-sac qui forme le vagin, un plan fibreux épais, sur lequel sont accolées les vésicules séminales, qui remonte très-haut derrière la vessie et retient de chaque côté le vagin fixé, en rappelant jusqu'à un certain point la forme des ligaments larges ; mais la dissection la plus attentive ne permet d'établir aucune assimilation avec un utérus ou des ovaires. Il fut du reste impossible de découvrir aucun orifice au fond du vagin ; il finissait complétement en cul-de-sac.

Le péritoine avait ses rapports normaux avec la vessie et il passait beaucoup au-dessus du cul-de-sac vaginal dont il était loin de toucher le fond.

On constate facilement à la dissection la présence de deux glandes vulvo-vaginales (voyez pl. XVI, fig. 2) qui ont le siége et le volume qu'elles ont ordinairement, et leur petit conduit excréteur qui vient s'ouvrir un peu au-dessous des canaux éjaculateurs du sperme ; en comprimant ces glandes, on fait sortir une assez grande quantité d'un liquide visqueux.

Sur l'urèthre et au voisinage du col de la vessie se trouvait également une petite glande, qui était assurément une prostate peu développée.

DISCUSSION DES FAITS PRÉCÉDENTS.

Bien qu'il paraisse extraordinaire qu'une méprise sur le sexe d'un individu puisse se prolonger pendant un temps aussi long, la science n'en possède pas moins un assez grand nombre d'exemples, dont quelques-uns ont la plus grande analogie avec celui qui nous occupe. Il est vrai de dire que la plupart de ces cas n'avaient pas été l'objet d'un examen attentif de la part de médecins, et que c'est le plus souvent une circonstance fortuite qui venait donner la démonstration physiologique du véritable sexe. On se souvient du cas « cité à propos d'un mémoire de Geoffroy Saint-Hilaire, d'un moine hermaphrodite, considéré comme homme, et qui, malgré ses vœux de chasteté, révéla en accouchant que son sexe n'était pas le même que celui de ses compagnons de cloître. » (L. Le Fort, *Vices de conformation des organes génitaux.*)

Schweikhard rapporte également l'histoire d'un individu inscrit comme fille et considéré comme telle jusqu'au moment où il demanda à épouser une fille devenue enceinte de ses œuvres. — Chez cet individu, le gland était imperforé et l'urèthre s'ouvrait au-dessous de lui ; l'urine suivait en sortant la direction horizontale de la verge. L'auteur ne dit point dans ce cas s'il avait constaté le lieu d'émission du sperme.

Louis Casper, dans un travail analysé par Martini, raconte que « sur la plainte d'une femme enceinte, qui accusait une sage-femme de lui avoir fait violence, et d'avoir exercé sur elle le coït, la sage-femme fut examinée. Il fut constaté que le clitoris, quoique plus développé qu'à l'ordinaire, n'avait pas les dimensions suffisantes pour exercer le coït ; que le vagin était tellement étroit qu'on ne pouvait y introduire que l'extrémité du petit doigt, et qu'il existait sur l'un des côtés une petite tumeur qui faisait supposer l'existence d'un testicule. »

Il serait facile de multiplier les exemples de ce genre, et il serait même profitable à la science que tous les documents qu'elle possède sur cette question fussent réunis dans un travail d'ensemble, qui deviendrait un guide précieux pour les médecins qui doivent être appelés à donner leur avis et prononcer un jugement sur ceux qui sont atteints de ce genre d'anomalie. Il ressortirait facilement de ce travail, d'après les observations que nous possédons, que s'il est difficile quelquefois et même impossible à la naissance de reconnaître le véritable sexe d'un individu, il n'en est pas de même dans un âge plus avancé et surtout aux approches de la puberté. Il se révèle en effet à ce moment, chez ces gens qui ont été victimes d'une erreur, des penchants et des habitudes qui sont ceux de leur véritable sexe, et dont l'observation aiderait considérablement à marquer leur place dans la société, si l'état des organes génitaux et de leurs différentes fonctions n'était pas suffisant pour arriver à ce but.

De cette réunion des observations, il ressortirait encore clairement ce fait, s'il était nécessaire de le démontrer encore, que l'hermaphrodisme n'existe pas chez l'homme et les animaux supérieurs.

La chirurgie est souvent toute-puissante pour remédier à certains vices de conformations désignés sous le nom d'hermaphrodisme, et plusieurs cas de succès très-remarquables se trouvent rapportés dans la thèse de M. Léon Le Fort : celui entre autres de Louise D..., emprunté à la pratique de M. Huguier, et à laquelle ce chirurgien fit un vagin artificiel avec un succès complet. On se souvient de l'observation de Marie-Madeleine Lefort, sur laquelle Béclard fut chargé de faire un rapport en 1815, et qui mourut en 1864 à l'Hôtel-Dieu. Malgré le rapport très-exact de Béclard, qui concluait qu'elle était une femme, elle n'en fut pas moins considérée pendant quarante ans, par la plupart des médecins et chirurgiens des hôpitaux, qui ont pu l'observer dans les différents services où elle se présentait, comme appartenant au sexe masculin. L'autopsie, faite par M. Dacorogna, interne du service où est morte Marie-Madeleine Lefort, a non-seulement démontré que Béclard avait raison et qu'elle possédait tous les attributs propres au sexe qu'il lui avait désigné, et qu'elle ne différait des autres femmes que par un clitoris plus volumineux qu'il ne devait être et une imperforation du vagin qui se trouvait cloisonné par une membrane peu épaisse, et que la simple incision de cette membrane aurait suffi pour rendre le sujet définitivement à son sexe. Béclard avait du reste proposé cette opération alors qu'il fit son examen.

Pendant longtemps, on mit à contribution bien des causes diverses pour expliquer ce genre d'anomalie. L'anatomie comparée surtout a été invoquée souvent ; mais depuis les beaux travaux de M. Coste et d'autres embryogénistes modernes, c'est surtout à l'anatomie de développement ou embryogénie que l'on demande les lumières nécessaires pour résoudre de pareilles questions. C'est en effet l'étude de l'embryogénie qui nous montre que les divers temps d'arrêt subis par les embryons sont l'origine des différentes déformations ou monstruosités qui ne sont que trop souvent offertes à notre observation et qui constitue en grande partie l'anatomie pathologique et toute la science des monstruosités ou tératologie. Je vais donc mettre à contribution l'embryogénie pour expliquer l'état des organes génitaux externes du sujet dont je rapporte l'observation. D'après M. Coste, les organes génitaux externes ne commencent à apparaître que du quarantième ou quarante-cinquième jour, et alors que les organes internes correspondants ont déjà commencé leur développement depuis plusieurs jours. On voit alors à cette période fœtale, à la base du bourgeon caudal, dans la petite fente qui se creuse de plus en plus et qui doit communiquer un peu plus tard avec la vessie, le vagin et le rectum, on voit, dis-je, au sommet de cette petite fente ou sillon, deux petits corps arrondis qui doivent donner naissance chez l'homme aux corps caverneux de la verge, et chez la femme, au clitoris et aux petites lèvres.

Ces deux petites éminences se réunissent par leur bord supérieur, et forment entre leur bord inférieur, qui reste libre, une petite gouttière qui doit persister chez la femme, mais qui se transforme en un canal complet chez l'homme, et constitue l'urèthre. L'absence de réunion chez l'homme des bords libres de cette

fente ou gouttière établit le vice de conformation que nous dési-
gnons sous le nom d'hypospadias, ce qui est le cas du sujet que
nous étudions.

Au-dessous des petites éminences dont je viens de parler, s'en
développent bientôt deux autres qui doivent former le scrotum de
l'homme ou les grandes lèvres de la femme. C'est donc la non-réu-
nion des deux lobes du scrotum qui constitue ce que j'ai désigné
sous le nom de grandes lèvres sur le sujet que j'étudie.

L'analogie que l'on peut établir entre les différentes glandes
qui se trouvent dans le vagin de la femme et celles de l'urèthre de
l'homme nous autorise parfaitement à affirmer que les glandes
vulvo-vaginales de notre sujet n'étaient autres que les glandes de
Cowper ou bulbo-uréthrales; celles qui existaient dans le vagin,
qui finissaient en cul-de-sac, étaient les glandes de l'urèthre de
l'homme; ce cul-de-sac vaginal lui-même n'était autre chose que
le canal de l'urèthre qui aurait dû exister à l'état normal.

M. le professeur Courty, qui s'est beaucoup occupé des analo-
gies organiques qui existent dans les différents appareils, justifie
ainsi d'une façon très-claire et très-vraisemblable, celles qu'il
établit entre la portion membraneuse de l'urèthre chez l'homme
et le vagin chez la femme. « Le vagin, en effet, se développe dans
le blastème intermédiaire au rectum et à la vessie, immédiatement
au-dessous de l'aponévrose périnéale moyenne, par la formation,
dans la cloison vésico-rectale, d'un canal qui va à la rencontre,
d'un côté, de la fente vulvaire, de l'autre, du col utérin. C'est
identiquement dans le même point et de la même manière que
se forme la portion membraneuse de l'urèthre de l'homme en avant
de la crête uréthrale (adossement des deux spermiductes), en arrière
de la fente ou gouttière pénienne, qui ne tarde pas à se convertir
en canal par une soudure inférieure étendue jusqu'au bulbe inclu-
sivement.

» De cette analogie, confirmée d'ailleurs par toutes sortes de
preuves que je ne veux pas reproduire ici, découle une conséquence
qui ne laisse pas que de paraître paradoxale, de prime abord, à
savoir que, chez l'homme, il n'y a pas, à proprement parler, de
canal de l'urèthre, tandis qu'il y en a véritablement un chez la

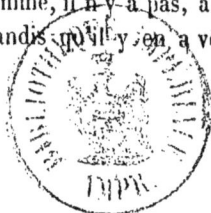

femme. Chez l'homme, le canal par où l'urine s'écoule de la vessie au dehors n'est autre chose que l'analogue du canal vagino-vulvaire de la femme développé d'autre façon et accommodé à d'autres usages. Chez l'homme, les voies urinaires proprement dites finissent au col de la vessie. Le canal, qui y fait suite appartient, par son origine et sa finalité, à l'appareil génital. Il est, à vrai dire, et par-dessus tout, propulseur de la semence. *Il se prête* seulement à l'excrétion de l'urine, ce liquide le parcourant d'un bout à l'autre et passant successivement dans ses portions prostatiques (col utérin), membraneuses (vagin), bulbo-spongieuses (vestibule) ; preuve nouvelle des différences de structure ou de destination que la nature sait imprimer aux organes fondamentalement identiques (1). »

La situation des canaux éjaculateurs sur le sujet dont je rapporte l'observation donne raison à la théorie de M. Courty ; on voit en effet que dans le développement normal de cet urèthre transformé en vagin, l'orifice externe de ces petits canaux correspondrait à la situation du verumohtanum.

Parmi les questions médico-légales que peuvent soulever une observation semblable à celle d'Alexina, se présente celle ou un expert eût été appelé à se prononcer sur l'aptitude au mariage et à la reproduction. On eût assurément éprouvé de l'embarras à se prononcer sur une telle question ; mais je ne crois pas qu'on eût été suffisamment autorisé, après un examen sérieux des organes génitaux, à se prononcer pour la négative dans l'un et l'autre cas.

La procréation étant le but naturel du mariage, Alexina était porteur des organes caractéristiques de son sexe et dont les fonctions s'exerçaient. La disposition des canaux éjaculateurs s'opposait à ce que la semence fût portée directement au fond du vagin ; mais l'on sait très-bien aujourd'hui que la fécondation peut se produire alors même que le fluide séminal imprègne seulement l'entrée du vagin. La science possède de nombreuses observations de sujets atteints d'hypospadias, dont l'orifice uréthral externe était plus ou

---

(1) A. Courty, *Maladie de l'utérus et de ses annexes.* Paris, 1867, in-8, p. 37.

moins rapproché du scrotum, qui n'en sont pas moins devenus père de plusieurs enfants, et dans ce cas, l'authenticité de la paternité était démontrée par la transmission héréditaire à leurs enfants des vices de conformation dont ils étaient eux-mêmes atteints. Le fluide séminal pris dans la vésicule (pl. XVII, fig. 2) correspondante au testicule descendu sur le sujet de notre observation ne contenait pas de spermatozoïdes ; à plus forte raison le sperme pris dans la vésicule du testicule qui était resté engagé dans l'anneau devait également en être dépourvu (1), et cela paraît être la règle pour les testicules qui n'accomplissent pas leur complète migration ; mais cet état de choses ne pouvait bien être que temporaire pour le testicule complétement descendu chez Alexina, et l'on eut très-bien pu à un autre moment constater la présence de spermatozoïdes dans son liquide séminal. On sait très-bien que chez des hommes qui ont toutes les apparences de la santé, il y a quelquefois absence de spermatozoïdes pendant un temps donné, sous une influence quelconque, et qu'ils peuvent réapparaître ensuite. Cela pouvait bien être le cas du sujet que nous avons étudié. Contrairement aux cas de Follin, les nombreuses et intéressantes observations de monorchidie, rapportées par E. Godard, démontrent d'une manière constante la présence des spermatozoïdes dans le fluide séminal des individus qui n'avaient qu'un testicule dans le scrotum.

(1) Follin a également rapporté l'observation d'individus qui n'avaient qu'un testicule dans le scrotum et chez lesquels on ne trouvait aucun spermatozoïde ni d'un côté ni de l'autre. (Voyez aussi les recherches de Godard, *Sur la monorchidie et la cryptorchidie.* 1 vol. in-8, 1860, et *Comptes rendus et mémoires de la Société de biologie,* 1859, avec planches.)

EXPLICATION DES PLANCHES.

Planche XVI.

Fig. 1. A. Testicule droit, le seul dont la migration a été complète et se trouve logé dans un des lobes du scrotum.

    B. Méat urinaire.

    C. Vagin.

    D. Verge ou clitoris.

    E. Peau qui recouvre le gland et forme de chaque côté de cet organe deux replis assez étendus.

    F. Orifices de glandules sébacées.

    G. Orifice des canaux excréteurs du sperme.

    H. Poils qui bordent l'anus.

    I. Anus.

Fig. 2. Incision de la peau permettant de voir la glande vulvo-vaginale A et son canal excréteur.

    B. Urèthre.

    C. Orifice externe du canal excréteur de la glande vulvo-vaginale.

    D. Orifice externe du canal déférent.

Planche XVII.

Fig. 1. Coupe du bassin montrant les organes internes.

    A. Section de l'os iliaque.

    B. Vésicule séminale.

    C. Le testicule droit dont on a incisé les membranes pour le mettre à découvert.

    D. Gland de la verge.

    E. Situation du méat urinaire.

    F. Orifice du vagin.

    G. La vessie.

    H. Le rectum.

    I. Le vagin finissant en cul-de-sac.

    J. Anus.

Fig. 2. Destinée à montrer les canaux éjaculateurs B, B′ rampant sur la muqueuse du vagin incisé D.

    A, A′. Vésicules séminales.

    C. La vessie.

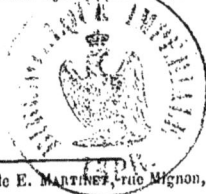

Paris. — Imprimerie de E. Martinet, rue Mignon, 2.

Fig. 2.

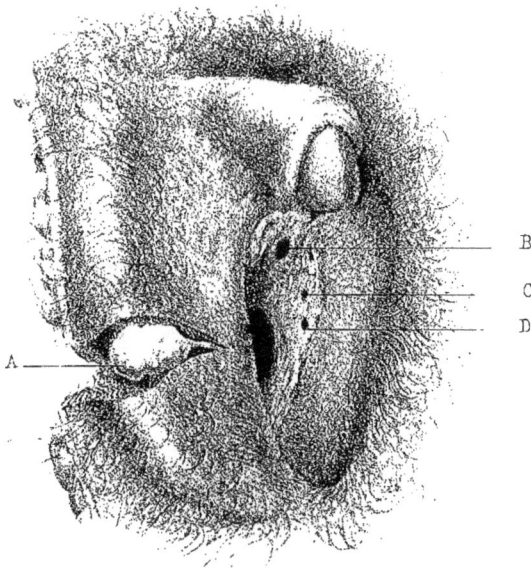

B

C

D

A

Fig. 1.

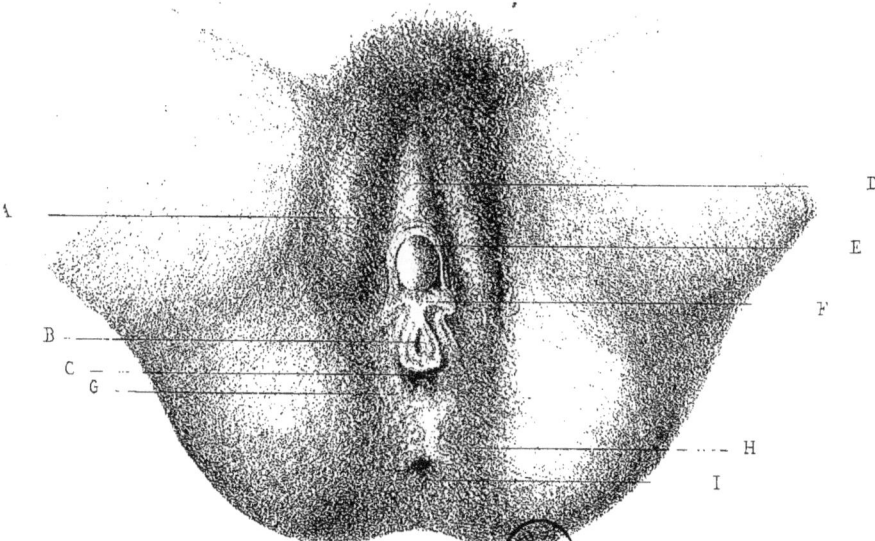

A

D

E

F

B

C

G

H

I

J. Loquin del.   Imp. Becquet.   P. Lackerbauer lith.

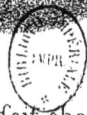

Hermaphrodisme bisexuel imparfait chez l'homme.

Germer Baillière Libraire à Paris.

Fig. 2.

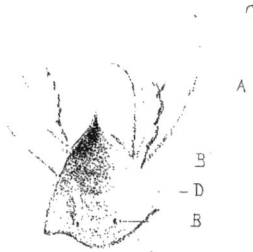

Fig. 1.

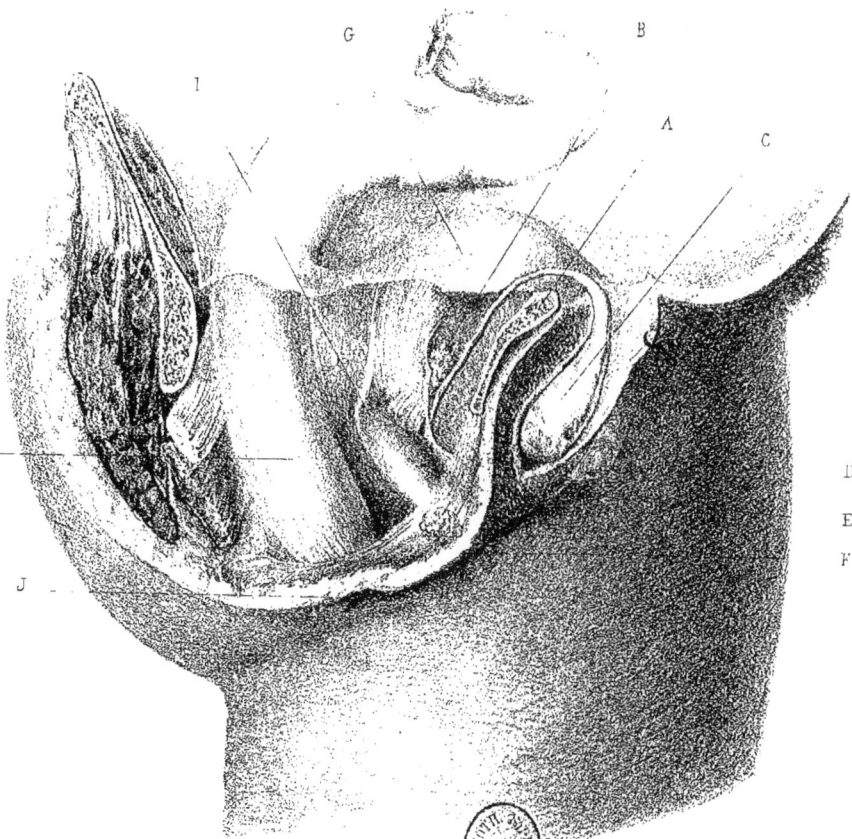

J. Loquin del.

Imp. Becquet.

P. Lackerbauer lith.

Hermaphrodisme bisexuel imparfait chez l'homme.

Germer Baillière, Libraire a Paris.

146

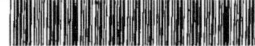